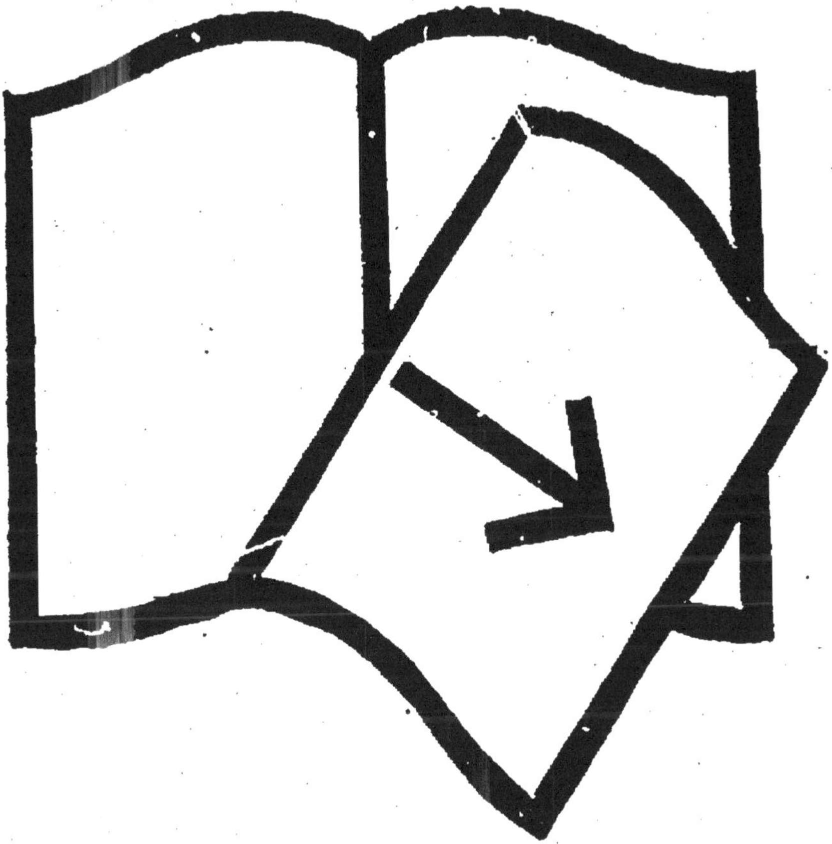

Couverture inférieure manquante

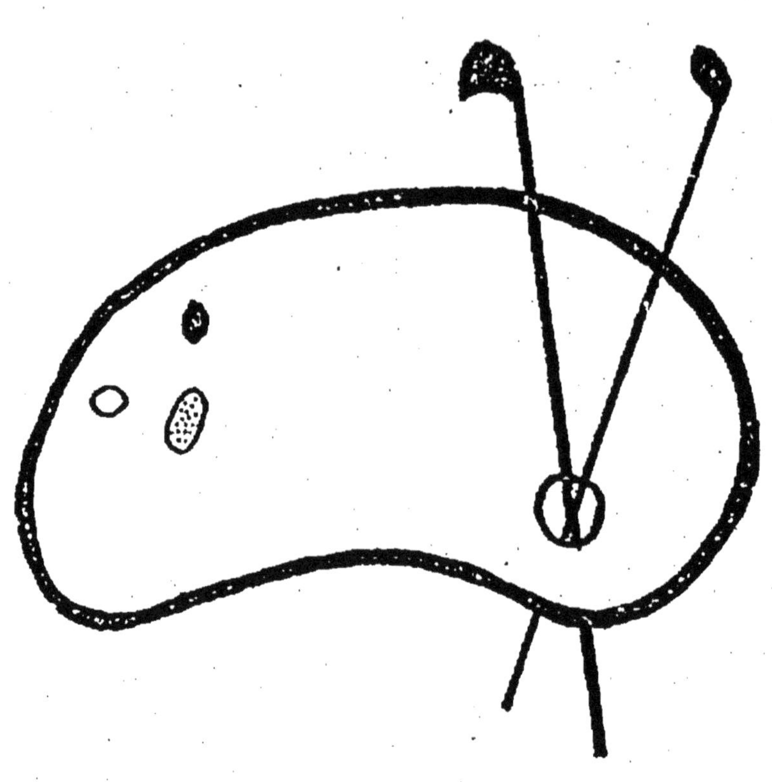

Dr E. LEMOYNE

Ancien Interne provisoire des Hôpitaux

CONTRIBUTION A L'ÉTUDE

DES TROUBLES MENTAUX

dans la Chlorose

TROUBLES MENTAUX

DANS LA CHLOROSE

CONTRIBUTION A L'ÉTUDE

DES

TROUBLES MENTAUX

DANS LA CHLOROSE

PAR

Le Dr E. LEMOYNE

ANCIEN INTERNE PROVISOIRE DES HÔPITAUX

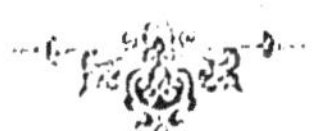

LYON
IMPRIMERIE R. SCHNEIDER
Anc^{ne} SCHNEIDER FRÈRES
Quai de l'Hôpital, 9

1905

A MON PÈRE, A MA MÈRE

Je dédie ce modeste travail,
faible témoignage de reconnaissance.

A MES FRÈRES

MEIS ET AMICIS

A M. le Professeur J. TEISSIER

Qui a bien voulu accepter la
présidence de cette thèse.

AVANT-PROPOS

Nous sommes heureux qu'un usage nous fournisse l'occasion de remercier tous ceux qui ont bien voulu contribuer à notre éducation médicale.

Nous avons été, durant deux ans, l'externe de MM. les professeurs agrégés Gangolphe, Noré-Josserand, Rochet, chirurgiens; Roque, médecin des hôpitaux de Lyon. Nous n'aurons garde d'oublier l'enseignement clinique et les conseils qu'ils n'ont cessé de nous prodiguer.

A Saint-Étienne, nous avons été l'interne de MM. les docteurs J. Roux et A. Cenas, médecins; Martel, chirurgiens des hôpitaux. Nous ne saurions trop les remercier de leur bienveillance et de tout l'intérêt qu'ils nous ont témoigné.

A M. le docteur J. Roux revient l'idée première et la direction de ce travail; ses conseils nous ont évité bien des hésitations. Nous lui en exprimons ici toute notre reconnaissance.

CHAPITRE PREMIER

Historique des troubles nerveux de la chlorose.

De tous temps, depuis qu'il y a des hommes qui vivent et qui souffrent, on a connu la chlorose. Cette maladie couvre en effet le visage des patients d'un masque tellement caractéristique qu'elle ne pouvait passer inaperçue des anciens observateurs. Hippocrate avait appelé χλωρα, χρωματα les anémies de l'adolescence. Depuis lui, les vertes couleurs n'ont cessé d'attirer l'attention des médecins. Traiter même en peu de mots l'histoire de la chlorose serait faire une page d'histoire médicale à propos d'un cas particulier. Pareil historique n'entre du reste pas dans le cadre de notre ouvrage.

Parmi les nombreux troubles que nous présente la chlorose, il en est peu qui aient été aussi étudiés que ceux du système nerveux. Médecins et artistes en ont fait à l'envi le sujet de leurs études.

Les premiers, les médecins, frappés par la prédominence de ces troubles au cours de certaines chloroses, frappés par leur coexistence avec l'hystérie, avec la neurasthénie, tantôt ont cherché à faire de ces troubles le fondement, le pivot même de la maladie, tantôt ont essayé de ranger la chlorose parmi les névroses, à côté de l'hystérie.

Les seconds y ont trouvé un état d'âme, une manière d'être particulièrement propre à inspirer la poésie et la peinture. La chlorose est une maladie de l'adolescence ; elle se montre presque exclusivement chez les jeunes filles (morbus virgineus, cachexia virginum, des anciens auteurs). On ne saurait, certes, dire qui, du peintre ou du poète, a le mieux idéalisé cette maladie.

Mais revenons aux médecins. Trois noms dominent toute l'histoire des troubles nerveux de la chlorose. Celui de Sydenham, qui classait la chlorose parmi les hystéries : « Toutes deux, dit-il, sont propres à la femme, toutes deux paraissent avoir leur origine dans des troubles utérins ». Celui de Morton, qui en faisait une phtisie nerveuse ; enfin Trousseau, qui rangeait la chlorose parmi les névroses. « La chlorose, dit-il, se range plutôt dans le cadre des maladies nerveuses. Laissons, en effet, un peu de côté l'état convulsif du sang et voyons par quels phénomènes autres que par la nature des tissus va se révéler la maladie. Ces phénomènes portent exclusivement sur le système nerveux. L'intelligence, la sensibilité, la motilité des muscles de la vie animale et de la vie de relation sont profondément modifiés et il est rare qu'une jeune fille chlorotique n'éprouve pas une de ces perversions de l'entendement dont nous connaissons tous de si nombreux exemples. Elle devient irascible, bizarre, et les troubles intellectuels vont quelquefois jusqu'à la démence. »

Dans une époque plus rapprochée, bien d'autres auteurs seraient à citer. Meinert, Rémond et Boudon pensent que la chlorose est due à l'enteroptose ; la gastroptose jouerait un rôle spécial ; on n'observe pas, en effet, de chlorose dans le prolapsus de l'intestin seul. Citons encore les théories de Murri et celles du professeur de Grawitz (de Berlin). Pour Murri, « un acte réflexe part des organes génitaux et vient influencer le système vaso-moteur des veines. Sous cette influence, le courant sanguin se ralentit dans les vaisseaux et le sang qui y est contenu subit de profondes modifications, lesquelles ont pour résultat la destruction d'une grande quantité de globules rouges. Cet acte réflexe est encore aidé par le refroidissement du milieu ambiant. C'est en effet pendant l'hiver que l'on voit se développer le plus grand nombre de chloroses. »

De Grawitz, lui, considère la chlorose comme une névrose survenant principalement à l'époque de la puberté chez les jeunes filles. « C'est, dit-il, un anneau de la chaîne des névroses qui représente surtout une forme particulière, juvénile, du complexus symptomatique hystérie. Des troubles vaso-moteurs en sont le point de départ et, sous leur influence, il y a rupture de l'équilibre osmotique entre le sang et les tissus, accumulation de plasma dans le sang, appauvrissement des cellules rouges en hémoglobine sans diminution de leur nombre. » Tels sont les principaux noms et les principales théories qui dominent l'histoire des troubles nerveux de la chlorose.

Ceci dit, revenons maintenant aux artistes et aux poètes que nous n'avons fait que mentionner plus haut.

On ne saurait certes dire qui, de la tuberculose ou de la chlorose, a fourni et inspiré le plus de sujet à la littérature, à la peinture. Si la chlorose a inspiré un certain nombre de tableaux de l'école italienne, il semble au contraire que ce soit la tuberculose qui ait été le plus chantée par les poètes. Nous n'en voulons pour exemple que la *jeune malade* d'André Chénier, la *Dame aux Camélias* d'Alexandre Dumas, le *jeune malade* d'Hégésippe Moreau... Il semble en effet, que chez le tuberculeux, le caractère s'affirme d'une façon particulièrement délicate ; on le voit réagir à des influences psychiques ou morales qui l'auraient autrefois laissé indifférent. Enfin, par suite de l'amaigrissement, son physique semble se conformer avec ce nouvel état mental, représentant avec ces rougeurs, cette animation factice, le tableau d'exquise sensibilité tant de fois décrit dans la littérature. Du reste, les poètes ne se sont pas bornés à mettre en scène des tuberculeux, eux aussi ont été atteints et souvent même terrassés par le fléau. Ainsi Gresset, ainsi Hégésippe Moreau, ainsi Pascal, ainsi Musset. Il semble que leurs écrits, que leurs vers reflètent cette émotivité, cette ardeur maladive que leurs contemporains nous représentent comme un trait particulier de leur caractère.

On va nous objecter que nous sortons là de notre sujet. Mais le caractère d'une chlorotique ressemble souvent de bien près à celui d'une tuberculeuse. C'est la même émotivité, la même sensibilité. « Les chlorotiques, a dit Trousseau, sont d'humeur versatile et changeante, et leur caractère devient irascible. » En outre, le masque d'une chlorose confirmée rappelle de bien près le tableau des littérateurs. Les yeux ont pris un brillant inaccoutumé « et la malade avec son teint jaune verdâtre, ses yeux brillants et cernés, ressemble, a dit Peter, à une poupée de vieille cire ».

Pourtant s'il est vrai que le tableau extérieur, que l'état mental soient à peu près les mêmes, nous ne pouvons oublier que la *Dame aux Camélias*, Marguerite Gautier a, des hémoptysies et meurt de phtisie confirmée, que la *jeune malade* attend une dernière fois la chute des feuilles.

> Fatal oracle d'Épidaure, tu m'as dit :
> Les feuilles à tes yeux jauniront une fois encore,
> Et ce sera pour la dernière fois.
>
> H. MOREAU.

Tandis que les chlorotiques, elles, guérissent le plus souvent.

Mais, la chlorose ne tend-elle pas à être considérée actuellement comme de la prétuberculose. M. Marcel Labbe, établissant dans une communication à la Société des hôpitaux de Paris (octobre 1904), les relations de la chlorose et de la tuberculose, conclut « que la chlorose est un syndrôme anémique d'un type léger, réparable et si fréquemment sous la dépendance de la tuberculose que la constatation de la chlorose peut mettre sur la trace de l'infection ». Les poètes ne sont pas des médecins, ils n'ont nullement cherché à faire de la science en décrivant un état d'âme, une manière d'être particulière. L'état mental qu'ils ont surtout chanté est celui du tuberculeux à la première période. Or nous venons de voir qu'aujourd'hui, la chlorose tend à être considérée comme de la prétuberculose. Peut-être y a-t-il moins d'excitation, moins d'insouciance chez la chlorotique plus portée à s'exagérer la gravité de son mal.

Cette digression nous a entraîné un peu loin de notre sujet. Si les troubles nerveux de la chlorose ont été étudiés par un nombre considérable d'auteurs, il n'en certes pas de même des troubles mentaux. Ces troubles n'ont pas inspiré un nombre considérable de travaux. Presque aucun travail d'ensemble ; par contre tous les auteurs qui se sont occupés d'aliénation mentale ont mentionnés la chlorose comme pouvant donner lieu à des troubles délirants, le plus souvent de nature mélancolique. Ainsi Dagonet *(Traité des maladies mentales)* où nous trouvons ceci : « Toutes les circonstances qui agissent sur la constitution, qui viennent plus ou moins directement affaiblir le système nerveux, qui privent le sang de ses éléments réparateurs, sont autant de causes susceptibles d'activer le développement de la mélancolie » — et plus loin. — Pour Walleix, la chlorose étant au fond une anémie, il n'est pas surprenant que l'on ait observé dans cette maladie les troubles cérébraux qui accompagnent cette altération du sang. Ils sont quelquefois portés à un si haut degré qu'on a noté l'existence d'une véritable manie. Pour Sandras, « toutes les formes d'aliénation mentale peuvent avoir également leur origine dans l'anémie de la chlorose ».

Trousseau, lui aussi, après avoir fait de la chlorose une maladie nerveuse, une véritable névrose, mentionne dans ses cliniques, comme nous l'avons déjà vu, la possibilité de troubles mentaux au cours de la chlorose.

Plus tard, Moricz dans sa thèse d'agrégation, *la Chlorose*, 1880 ; Taty dans la sienne sur *les Aliénés héréditaires*, 1885, et enfin Viallon, également dans sa thèse,
Anémie et Mélancolie chez les jeunes filles, 1892, ont
tous trois mentionné plus ou moins rapidement cette
prédisposition des chlorotiques à faire des troubles
mentaux.

Plus près de nous, nous trouvons, toujours les mêmes
brèves constatations, dans le rapport de Gilbert au
Congrès de Moscou, 1897, dans le traité de pathologie
mentale de Gilbert Ballet et enfin dans les divers traités
classiques de médecine. Cette pénurie de travaux
d'ensemble sur les troubles mentaux de la chlorose n'a,
du reste, rien qui nous doive étonner. Les divers cas
que l'on a pu observer ne sont d'abord pas très graves ;
ils guérissent souvent assez rapidement par le simple
effet du repos, du traitement ferrugineux et bien
entendu de l'isolement. Ensuite et surtout, ces troubles
n'appartiennent pas à la chlorose, ils ne font pas partie
de la symptomatologie propre. Expression de déchéance,
comme nous le verrons plus tard, la chlorose peut
coexister, et coexiste fréquemment avec d'autres stigmates de déchéance, parmi lesquels les névroses. Et en
effet, fréquemment, les troubles mentaux observés
dans la clinique journalière relèvent soit de l'hystérie,
soit de la neurasthénie. Dans d'autres cas, et cela
surtout quand les antécédents héréditaires et personnels
sont chargés, on a vu se développer un délire présentant toutes les allures et tous les caractères de la mélancolie. Mais ce délire lui aussi, n'est pas caractéristique :
il n'est comme, la chlorose elle-même qu'un des effets

de la dégénérescence. C'est là, du reste un des points essentiels que nous nous proposons d'étudier et de développer au cours de notre travail. Dans le prochain chapitre nous ferons l'étude clinique des troubles mentaux observés au cours de la chlorose et nous donnerons les quelques observations que nous avons pu recueillir. Dans celui qui suivra, nous essayerons d'esquisser la pathogénie de ces troubles.

Enfin le dernier chapitre traitera du pronostic, du traitement qu'il convient de leur appliquer.

CHAPITRE II

Observations — Étude clinique des troubles mentaux observés au cours de la chlorose.

Les observations que nous relatons dans ce chapitre ont été recueillies dans le service du docteur Roux, à la Charité de Saint-Étienne. Dans ce service les malades sont gardés en observation durant dix, quinze jours, un mois même si cela est nécessaire. On rend à leur famille ceux qui ont pu être améliorés par le traitement; le service est, en effet, aménagé de façon à pouvoir donner aux malades à peu près tous les soins, que réclame leur état. Mais le manque de place oblige le docteur Roux à envoyer dans un établissement spécial ceux pour lesquels on prévoit un traitement de longue durée. Il n'est certes pas besoin d'insister longuement sur le genre de malades que reçoit le service; ce sont les malades ordinaires des hôpitaux. Hommes et femmes sont des enfants du peuple, dont la famille n'est pas assez riche pour payer le séjour dans une maison de santé. Les malades dont nous avons à relater l'observation ont toutes un métier des plus pénibles;

couturière, blanchisseuse, enfileuse, travaillant des journées entières dans des locaux plus ou moins hygiéniques, gagnant un salaire des plus médiocres, 1 fr. 50 quelquefois 2 francs ou 2 fr. 50 par jour. Une fois sorties de l'atelier, elles vont retrouver dans un taudis étroit, enfumé où pénètrent à peine l'air et la lumière, une nourriture des plus grossières, une place à peine suffisante pour se reposer.

Pour les cinq malades dont nous présentons l'observation, l'examen hématologique n'a pu être fait. Néanmoins, pour toutes, le diagnostic clinique ne pouvait être hésitant. Il s'agissait bien d'une chlorose, et l'examen hématique n'aurait fait que confirmer un diagnostic déjà non douteux. Toutes présentaient, en effet, le masque d'une chlorose confirmée, avec les muqueuses pâles et décolorées, le teint de vieille cire dont parle Peter. Chez presque toutes on trouvait des souffles extra-cardiaques, chez toutes on trouvait aussi un double souffle veineux très accusé. Trousseau n'a-t-il pas considéré ces souffles comme particulièrement propres à la chlorose et M. Hayem de, son côté, n'a-t-il pas considéré leur absence comme une exception capable de faire hésiter le diagnostic.

OBSERVATION I

P. L..., 35 ans. Entrée le 17 octobre 1903.
Père buveur, mère morte cardiaque à 62 ans.
Une sœur atteinte de maladie de cœur.
Personnellement. — Elle aurait eu à l'âge de 7 ans des

crises convulsives présentant le type de l'épilepsie jakso-
nienne. Ces crises ne se seraient pas renouvellées, mais la
malade serait restée très nerveuse, très émotive.

Le début de l'affection actuelle remonterait à l'année 1901.
L'année précédente, la malade aurait eu un amour déçu.
L'affection aurait débuté par de la tristesse, des idées de
persécution (tentative de suicide). La malade se croit pour-
suivi par le jeune homme qu'elle avait aimé et qui serait
excité contre elle par ses compagnes. Elle n'a jamais eu de
réactions offensives.

Hallucinations auditives.

A l'examen. — La malade est calme et tranquille, causant
peu, raisonnant assez bien, se plaignant toujours des persé-
cutions de son ex-amoureux.

A l'examen somatique. — Pâleur jaunâtre de la face,
décoloration très accentuée des muqueuses.

Bruit musical dans les jugulaires.

Ménorragies, douleur intercostale gauche, insomnie, cépha-
lée, constipation opiniâtre.

Exagération des réflexes tendineux, quelques secousses
de trépidation épileptoïde.

Diminution de la sensibilité.

Examen des oreilles donne des signes de la sclérose de la
caisse à droite.

Expérience de Weber. — Localisation à droite.

Expérience de Rinn. — Audition solidienne plus grande
qu'audition aérienne (toujours de ce même côté).

La malade est restée dans le service jusqu'au 17 décem-
bre 1903. Durant son séjour à la Charité elle a été soumise
au traitement que nous décrirons plus loin. Repos, fer,
hydrothérapie. Elle a été ensuite envoyée à l'asile du Puy
(Montredon) d'où au moins de juin dernier le docteur Bonhomme, médecin en chef, a bien voulu nous envoyer les renseignements suivants.

« Examen physique. — La santé se serait améliorée, pourtant persisterait toujours une pâleur extrême des muqueuses.

Rien au cœur. Fonctions menstruelles seraient régulières.

« État mental. — Serait identique. Tristesse, dépression constante avec exaspération intermittente, probablement sous l'influence plus grande des hallucinations auditives. C'est toujours la même voix d'homme qui lui parle. »

En somme, antécédents héréditaires personnels chargés. Surmenage. Métier pénible (dévideuse).

Troubles mentaux plutôt polymorphes, mais avec prédominance nette d'idées mélancoliques.

Pronostic très grave.

OBSERVATION II

F. G., 24 ans, entrée le 14 juillet 1904.

Père, mère, une sœur aliénés. Le père est interné à Lyon (asile Saint-Jean-de-Dieu). La mère et la sœur sont des névropathes, croyant au mysticisme, à la magie.

On ne possède aucun renseignement sur son enfance et sa jeunesse.

Entrée, au mois d'avril, à l'Hôtel-Dieu (service du docteur Montagnon), avec le diagnostic de « bronchite suspecte, débilitation profonde ». Durant son séjour à l'hôpital, elle avait eu un accès d'excitation qui nécessita sa mise en observation à la Charité.

A son entrée (coïncidant avec le moment de ses règles), la malade a un accès d'agitation intense ; elle est ensuite redevenue très calme.

Actuellement (18 juillet 1904), elle est tranquille, pas de délire, simple apathie, mutisme, dissimulation. (L'expression de son visage est souriante, absolument inintelligente.)

A l'examen somatique, la malade présente quelques stigmates de dégénérescence (oreilles, face).

Pas de stigmates hystériques.

Son faciès est celui d'une chlorotique. Pâleur jaunâtre de la face, yeux brillants et cernés, décoloration des muqueuses. Souffle veineux très net dans les jugulaires.

Au cœur. — Souffle systolique se propageant le long du bord gauche du sternum.

Corps thyroïde. — Paraît légèrement hypertrophié et douloureux. Au dire de la malade, cette hypertrophie remonterait à une huitaine de jours et aurait coincidé avec l'apparition des règles.

La malade est restée dans le service deux mois environ, soumise au même traitement que celui indiqué plus haut. Vers le 10 septembre 1904, elle a été envoyée à l'asile du Puy (Montredo)n, d'où, au mois de juin dernier, le docteur Bonhomme nous a envoyé le bulletin suivant :

« État physique. — Anémie toujours persistante, grande pâleur de la peau ; aucune lésion organique.

« État mental. — Dépression mélancolique, demi-mutisme, devient facilement violente, n'a aucun rapport avec ses compagnes, refuse de s'occuper, n'accepte un traitement que par contrainte. En somme, à peu près aucune amélioration depuis son entrée à l'asile. »

En résumé, antécédents héréditaires chargés.

Personnellement. — Stigmates nets de dégénérescence. Pas de délire nettement caractérisé durant son séjour à la Charité. Durant son séjour à l'asile du Puy, apparition de troubles à allure mélancolique.

Pronostic très grave.

Observation III

B. M., 28 ans, entrée le 10 février 1902.

Père mort, à 57 ans, d'une gastrite alcoolique. Un frère alcoolique. Une tante aliénée. Un cousin germain atteint de paralysie générale.

Personnellement. — Réglée à 14 ans, toujours très régulièrement. Aurait eu, durant quatre ans, une otite chronique avec suppuration. Son métier est pénible : elle est blanchisseuse et repasseuse ; elle gagne peu et mène une vie toute de privations et de surmenage.

Début des troubles mentaux. il y a trois mois, par des idées mélancoliques vaguement teintes de persécution. L'entourage de la malade dit que depuis cinq ans la malade ne possédait plus entièrement sa raison.

La malade n'a pas eu de réactions, ni offensives, ni défensives à l'examen. La malade est anxieuse, légèrement déprimée. Ses facultés intellectuelles, sa mémoire sont intactes.

Actuellement, elle a quelques idées de persécution mal systématisées, des idées de culpabilité légères.

Hallucinations visuelles, auditives. Hallucinations du goût.

La malade croit qu'on veut l'empoisonner et trouve un goût particulier à tous les aliments qui lui sont servis.

A l'examen somatique. — Faciès pâle et jaunâtre. Décoloration des muqueuses.

Souffle veineux jugulaire très net.

Cœur. — Souffle systolique se propageant le long du bord gauche du sternum.

Tension artérielle : 15.

Embarras gastrique, constipation opiniâtre.

Scoliose dorso-lombaire à convexité gauche.

Examen nerveux. — Hypertonus. tremblement des extrémités, tremblement vibratoire des paupières.

Réflexes rotuliens. — Exagérés, plusieurs secousses. De même pour les réflexes des membres supérieurs.

Aucun trouble de la sensibilité, ni de la motilité, pas d'ovarie.

La malade est restée dans le service un mois environ soumise au même traitement que les précédentes.

Elle a quitté la Charité le 19 mars 1902. Depuis, sa santé serait toujours restée excellente. Elle n'a plus eu, depuis, de troubles délirants.

En somme, antécédents héréditaires chargés.

Personnellement. — Très peu de stigmates de dégénérescence, surtout surmenage, fatigue.

Troubles mentaux polymorphes, idées de mélancolie mêlées à des idées de persécution.

OBSERVATION IV

D... G..., 26 ans, entrée le 5 novembre 1904.

Mère morte jeune de la poitrine. Oncle maternel aliéné.

Personnellement. — Elle a été réglée à 14 ans assez régulièrement. Les règles sont douloureuses et la malade se plaint de pertes blanches abondantes.

Longue période d'anémie à 18 ans.

Surmenage du fait de son métier de couturière.

La malade a toujours été très nerveuse, pleurant et riant sans motifs, présentant des vertiges fréquents, des bouffées de chaleur, se plaignant de sensations d'étouffement, mais n'ayant jamais eu de crises nerveuses véritables.

Le début des troubles mentaux remonterait à plusieurs mois à la suite de chagrins d'amours. Depuis cette époque, mélancolie profonde, pleurs incessants, idées de persécution, de suicide, hallucinations nocturnes. La malade n'aurait jamais eu de crises d'hystérie franche.

Troubles dyspeptiques accusés, anorexie, difficulté des digestions.

Depuis son entrée, anxiété, peur, parfois agitation.

A l'examen. — Obnubilation intellectuelle.

Examen somatique. — Souffle veineux très accusé dans les jugulaires.

Abdomen. — Estomac dilaté, sensible à la palpation.

Clapotage sous ombilical.

Pas de traces nettes d'anesthésie cutanée ou muqueuse. Ovarie très prononcée.

Réflexes rotuliens exagérés.

Décoloration très prononcée des téguments, des muqueuses oculaires, gingivales.

Scoliose dorso-lombaire, à convexité peu accusée.

La malade est entrée dans le service jusqu'au 25 novembre 1904. Soumise au même traitement que les précédentes. Elle en est sortie complètement guérie ; depuis, la guérison s'est toujours maintenue.

En somme, antécédents héréditaires relativement peu chargés.

Antécédents personnels. — Anémie, surmenage.

Troubles mentaux polymorphes. Prédominance de troubles hystériques.

OBSERVATION V

M..., 30 ans, entrée le 10 janvier 1903, enfileuse. Père alcoolique.

Huit frères ou sœurs. Deux sont morts de la variole ; les autres sont vivants et bien portants, un d'eux a été interné à la Charité.

Du côté de ses antécédents personnels, on ne trouve

rien de particulier. Elle a été réglée à 15 ans irrégulière-
ment. Elle a eu deux enfants, mais pas de fausses couches ;
ses accouchements ont été normaux. Elle nie l'alcoolisme et
tout accident spécifique.

Elle a toujours été d'un naturel plutôt triste ; pourtant elle
n'a jamais pris de crises nerveuses.

Depuis deux ans, époque de son deuxième accouchement,
son état de tristesse avait empiré. Il y a un mois environ
elle est entrée à l'Hôtel-Dieu à la suite d'une violente
frayeur.

Elle a été envoyée dans le service à la suite d'une crise
d'excitation violente. A son entrée, elle présentait une violente agitation avec incohérence des actes et des paroles.

Actuellement, malade triste, anxieuse, attitude plutôt mélancolique. Elle répond bien aux questions, mais ne se
rappelle plus du tout ce qu'elle a fait à l'Hôtel-Dieu.

Insomnies avec hallucinations auditives.

Ses facultés intellectuelles sont normales.

Examen somatique. — Pâleur de la face ; décoloration très
accentuée des muqueuses et des téguments.

Bruit de diable très accentué dans les jugulaires.

Rien au cœur.

Langue saburrale avec un peu de tremblements.

Pas de troubles, ni de la motricité, ni de la sensibilité.

Réflexes normaux aux membres inférieurs, légèrement
affaiblis aux membres supérieurs.

La malade est rentrée dans le service un mois et demi
environ. Même traitement que les autres. Elle sortit complètement guérie le 20 février 1903.

Depuis elle est rentrée en juin 1903 à l'Hôtel-Dieu (service
du docteur Garand), pour des troubles paraissant être de
nature hystérique. Elle en est sortie au bout d'un mois de
traitement environ, assez améliorée.

En somme antécédents héréditaires peu chargés.

Antécédents personnels. — Névropathie, surmenage

du fait d'un métier pénible entre tous, celui d'enfileuse.
Les ouvrières de cette nature passent en effet leur
journée dans une position des plus pénibles. Le corps
continuellement tendu en avant, l'abdomen appuyé sur
la table du métier.

Troubles mentaux polymorphes, agitation, tristesse,
mais pas de mélancolie vraie.

Les quelques observations que nous venons de relater
vont nous permettre de tracer un tableau d'ensemble
des troubles mentaux observés au cours de la chlorose.

En deux mots, pas de délire systématisé, pas de para-
noïa mais des troubles délirants essentiellement polymorphes affectant une allure variable suivant la malade.
Il semble que le cerveau recevant moins de sang, ou
recevant un sang beaucoup plus pauvre, d'abord fonc-
tionne moins vite et moins bien, ensuite et surtout soit
devenu incapable d'arriver à synthétiser ou à coordonner les idées délirantes.

En somme nous pouvons dire que la chlorose,
expression de déchéance, comme nous l'avons déjà dit,
s'accompagne des troubles mentaux propres aux dégé-
nérés; d'autre part les diverses névroses, hystérie,
neurasthénie, qui coexistent fréquemment avec elles
paraissent également entrer en ligne de compte dans
la production de ces troubles. Tous ces divers facteurs,
que nous étudierons du reste plus loin, contribuent à
donner un cachet assez particulier aux troubles mentaux observés.

Les renseignements nous ont manqué sur l'état
mental de nos malades avant l'éclosion des troubles qui

ont motivé leur entrée à la Charité. Le peu que nous en connaissons nous a montré qu'à cette période leur état mental est conforme au tableau que nous en ont tracé les auteurs ; c'est celui de tous les prédisposés. On trouve, chez elles, des troubles, de l'émotivité, de la volonté, de l'intelligence. Elles sont très impressionnables : d'une sensibilité, du reste, aussi vive que mobile, s'irritant avec une grande facilité elles sont par contre très sujettes à l'abattement et à la tristesse.

Les anomalies de l'intelligence ne sont pas rares chez ces malades. Leur volonté se trouve également souvent en défaut. Chez quelques-uns c'est une apathie de corps et d'esprit allant jusqu'à l'inertie et à l'indifférence la plus complète. Une de nos malades (obs. V) déclarait après la guérison, que, avant sa maladie, il lui était souvent arrivé de ne pouvoir travailler ; elle le désirait bien, mais se sentait incapable non-seulement de réaliser l'acte conçu, mais encore d'arriver à fixer son attention même un instant.

Les troubles délirants qui éclatent chez de pareils malades, sont, comme nous l'avons fait pressentir plus haut, essentiellement polymorphes, se rangeant très difficilement sous une étiquette fixe et immuable. Ils se montrent presque toujours d'emblée, débutant brusquement à la suite d'une cause occasionnelle quelconque, surmenage, émotion quelconque, chagrin d'amour, déceptions.

A peu près toujours on trouvera la mélancolie chez les malades, dont les antécédents héréditaires et personnels sont chargés au point de vue dégénérescence mentale. Notre malade de l'observation II aurait présenté avant son entrée, et au moment de son arrivée dans le service, un tableau assez analogue à celui de la manie ; agitation violente avec incohérence complète des actes et des paroles. Mais peu de jours après son entrée à la Charité la scène avait changée, la tranquillité était revenue et le jour de son examen par le docteur Roux, la malade était redevenue calme et tranquille. On notait ce jour là, chez elle, une inertie complète sans idées délirantes. Plus tard, une fois internée au Puy, la mélancolie, qui avait déjà commencé à faire son apparition à la Charité, n'a pas tardé à se confirmer. Actuellement, nous dit en effet le bulletin de l'Asile, la malade est triste, anxieuse, déprimée, ne causant pas ou très peu avec ses compagnes. Il en est encore de même pour notre malade de l'observation I où prédominent aussi les troubles mélancoliques. Chez elle tristesse et dépression subiraient une exaspération intermittente du fait d'hallucinations visuelles, auditives assez fréquentes. Les hallucinations manquent, en effet, rarement chez de telles malades et relèvent en général de l'hystérie. Remarquons à ce propos que les troubles observés ne sont pas ceux de la mélancolie pure. Ils représentent le plus souvent un mélange bizarre, bariolé d'hystérie et de mélancolie ; mais toujours, nous l'avons déjà dit, avec prédominance de troubles à forme mélancolique, surtout et presque toujours chez les malades où on trouve les antécédents personnels et héréditaires des plus chargés au point de vue dégénérescence mentale. Ainsi notre malade de l'observation I, ainsi également celle de l'observation II.

Dans d'autres cas, et cela surtout chez les malades où

on trouve moins accentué le facteur dégénérescence
mentale, les troubles dus à l'hystérie et à la neurasthénie seront prédominants. Ils sont encore plus
bizarres, plus bariolés ; les idées délirantes sont des plus
mal systématisées et coordonnées.

Ce sont des idées de persécution assez vagues. Une de
nos malades (obs. IV), croyait « qu'on lui voulait du
mal », elle jetait sans cesse de tous côtés des regards
remplis de frayeur, et elle n'osait toucher aux aliments
par crainte d'être empoisonnée. Mais il lui était impos-
sible d'arriver à préciser et à coordonner ses idées de
persécution. Ajoutons à cela quelques idées d'auto-accu-
sation, également assez mal systématisées.

Enfin pour compléter le tableau, une dépression
presque constante entrecoupée assez rarement de périodes d'excitation avec incohérence des actes et des
paroles.

C'est cette dépression presque constante, qui nous
explique que les malades chez lesquelles dominent les
idées de persécution ont rarement des réactions soit
offensives soit défensives : que celles qui ont des idées
de suicide ont rarement joint l'acte à la pensée. Chez de
pareilles malades, il semble que le cerveau ait à peine
la force de concevoir une idée ; qu'il ait à peu près
complètement perdu le pouvoir de synthétiser et de
coordonner ; à peu près complètement perdu aussi
celui de commander aux muscles de la vie organique.

En somme, défaut de systématisation, incohérence de
toutes les idées délirantes ; périodes de dépression entrecoupées d'accès d'agitation assez rares.

L'examen somatique de toutes ces malades ne nous révèle rien de particulier.

Chez toutes, nous trouvons les signes de la chlorose tous très manifestes, pâleur, décoloration des muqueuses et des téguments, palpitations, troubles digestifs, double souffle veineux des jugulaires.

Deux ou trois de nos malades nous ont présenté des stigmates nets de dégénérescence, asymétrie faciale, scoliose.

Enfin, chez presque toutes, nous avons trouvé des stigmates non douteux d'hystérie, ovarie, anesthésie de la cornée, des téguments. Il nous resterait enfin à signaler la présence de troubles digestifs presque constants chez la plupart de nos malades. Langue saburrale, constipation opiniâtre, dilatation d'estomac chez l'une d'elles.

En somme, de tout ce chapitre nous conclurons :

Que chez les malades où l'hérédité pèse de tout son poids avec toutes ses conséquences, ce sont surtout des troubles à forme mélancolique ;

Que, chez les autres, ce sont des troubles variables, essentiellement polymorphes, relevant surtout de l'hystérie ou de la neurasthénie.

CHAPITRE III

Étiologie. — Pathogénie.

Le chapitre précédent nous a montré qu'en somme deux facteurs sont prédominants dans la production de troubles mentaux au cours de la chlorose :

1° Le facteur dégénérescence ;

2° Le facteur surmenage, et sous cette étiquette nous rangerons non seulement le surmenage, mais encore toutes les mauvaises conditions hygiéniques auxquelles sont soumises la plupart de ces malades.

Toutes les chlorotiques sont des prédisposées, des dégénérées.

Qu'est-ce donc, en effet, que ce fait de devenir aliénée sous l'influence de causes aussi insignifiantes que celles que nous avons mentionnées, sinon une marque de faiblesse du cerveau, un stigmate intellectuel de dégénérescence.

Nous avons signalé plus haut, ce fait que chez beaucoup d'entre elles on trouvait des stigmates physiques de dégénérescence.

Nous avons signalé, plus haut, ce fait que chez beaucoup d'entre elles on trouvait des stigmates physiques de dégénérescence, asymétrie faciale, scoliose, conformation vicieuse de l'oreille externe.

Mais la chlorose n'est-elle pas, elle-même, une marque de déchéance? De nombreuses théories ont été formulées sur la chlorose. Les uns ont attribué cette maladie à une auto-intoxication, et ajoutons que sur la nature de cette intoxication les auteurs sont encore loin de s'entendre. D'autres en ont fait, à l'exemple de Trousseau, une maladie nerveuse ; d'autres enfin ont dit, avec M. Clément (de Lyon), que la chlorose était probablement de nature infectieuse. Il n'entre pas dans le cadre de notre ouvrage d'étudier en détail toutes les théories pathogéniques de cette maladie. Presque tous les auteurs paraissent avoir eu le tort d'attribuer à un symptôme une importance par trop grande, d'avoir fait graviter la maladie autour de faits certainement très importants, mais incapables d'expliquer à eux seuls les faits observés au cours de la chlorose. Comme nous dit M. Gilbert, la chlorose ne nous présente aucun signe pathognomique ; elle s'individualise par l'ensemble des conditions étiologiques au milieu desquelles elle survient, par sa lésion hématique et les symptômes qui en découlent, par son évolution. En résumé, c'est à la théorie que M. Gilbert a exposée au Congrès de Moscou, en 1897, qu'on doit demander une explication satisfaisante de la chlorose.

La chlorose semble être, en effet, suivant ses termes, un mode d'expression de la déchéance héréditaire. On naît prédisposé à la chlorose. « Nombre de jeunes filles, dit M. Hayem, traversent la période critique de la pu-

berté en faisant face à toutes les dépenses de leur organisme en travail et en menant une vie pénible et active.
D'autres, au contraire, deviennent chlorotiques tout en
vivant dans des conditions meilleures. ». Cette prédisposition peut être originelle ou acquise : elle est originelle dans le plus grand nombre des cas et l'hérédité,
plus peut-être que dans bien d'autres maladies, pèse
ici de tout son poids. Souvent cette hérédité est directe.
On connaît le cas de Rech qui vit les quatre enfants
d'une chlorotique devenir chlorotiques à leur tour au
moment de leurs premières règles ; on sait aussi que,
de son côté, Marshall Hall a observé que lorsque, dans
une famille, plusieurs filles sont atteintes de chlorose,
il est fréquent de voir les hommes présenter « les pâles
couleurs ». Mais de pareils cas sont, en somme, assez
rares et ce qui est le plus souvent constaté, c'est l'hérédité indirecte. Scrofule et tuberculose sont alors les facteurs le plus souvent mentionnés dans les antécédents
des chlorotiques. La prédisposition peut être acquise et
ce sont toujours les mêmes facteurs de misère physiologique, mauvaise hygiène, débilitation par des maladies antérieures, qui préparent le chemin à la chlorose.

En outre de ce fait que, pour contracter la chlorose,
il faut un terrain préparé soit par la déchéance héréditaire, soit par toutes les causes possibles de misère
physiologique, tous les caractères de la chlorose vont
encore à l'appui de la thèse de M. Gilbert.

Rokitansky et Frenkel ont montré l'insuffisance du
développement du système génital. Wirchow a insisté
sur l'hypoplasie du système circulatoire. Enfin, les re-
cherches de M. Hayem ont nettement démontré l'insuf-

fisance de l'hémoglobinogénène, insuffisance qui va de pair avec l'hypoplasie du système circulatoire indiquant une sorte d'affaiblissement de tout le système hématopoiétique. Les quelques autopsies de chlorotiques qui ont pu être faites ont encore mieux montré l'insuffisance, l'arrêt de développement de tous les organes. Les lésions les plus fréquemment rencontrées ont été, en effet, celles des artères et des organes génitaux. Le plus souvent, on a trouvé un arrêt de développement, des anomalies importantes combinées à des altérations de structure ; des stigmates d'infantilisme ont été aussi fréquemment rencontrés, rétrécissement mitral pur, aorte étroite et infantile... Quant aux autres lésions viscérales, ou bien elles vont de pair avec l'aplasie artérielle, ou bien elles en sont une conséquence plus ou moins directe.

Le système nerveux n'échappe pas au même vice, au même arrêt de développement qui frappe les autres organes.

En somme, chacun des divers appareils de l'organisme paraît atteint par la chlorose ; suivant les malades, chacun d'eux, paraît frappé dans des proportions variables.

Chez les malades où, s'il nous est permis de parler ainsi, la chlorose cérébrale sera prédominante, nous verrons apparaître des troubles délirants sous l'influence de causes occasionnelles variables suivant les cas.

Chez les unes, le facteur dégénérescence mentale est prédominant ; des causes occasionnelles à peu près insignifiantes — émotion, chagrin d'amour, etc. — feront apparaître l'aliénation mentale. Chez les autres, où l'importance de ce facteur est bien moindre, d'autres circonstances adjuvantes seront nécessaires pour faire éclore les idées délirantes. Ce second facteur, qui entre maintenant en scène, c'est le facteur surmenage; sous cette étiquette nous rangeons, comme nous l'avons dit au début, non seulement le surmenage, mais encore toutes les mauvaises conditions hygiéniques, toutes les causes de débilitation de l'organisme inhérentes aux conditions de vie de l'individu. S'ajoutant au précédent dans des proportions variables, ce second facteur fera déborder la coupe et favorisera l'éclosion de l'aliénation mentale. Les causes occasionnelles proprement dites seront les mêmes que précédemment, émotion, chagrin quelconque..., mais ici le terrain a dû être préparé par le surmenage et la mauvaise hygiène.

En somme, ce sont de mauvaises conditions de vie qui, sous l'influence de causes occasionnelles quelconques, insignifiantes, ont conduit les malades à la folie.

La plupart des malades que nous avons eu l'occasion d'observer remplissent toutes les conditions de mauvaise hygiène requises pour l'éclosion de troubles délirants. Ce sont, nous l'avons déjà dit, de pauvres filles menant un métier des plus pénibles, à peine rétribué. Chez elles, toutes les causes de misère, tous les facteurs de débilitation se sont pour ainsi dire donné rendez-vous. Mauvaise nourriture, logement insalubre, alcoolisme des parents précédant celui des enfants, tout en somme se trouve réuni pour favoriser l'éclosion de toutes sortes de maladies et en particulier celle des maladies de déchéance (scrofule, tuberculose).

Rien d'étonnant donc, en vérité, que sur un terrain ainsi préparé la moindre goutte d'eau ne fasse déborder la coupe ; que la moindre émotion ne fasse choir la raison de celles dont le cerveau, déjà faible et délicat, était devenu, par suite de pareilles conditions de vie, à peu près incapable de résister à un choc moral un peu violent.

CHAPITRE IV

Pronostic. — Traitement.

Il nous reste maintenant à nous demander quel traitement il conviendra d'appliquer à ces troubles, quelle sera son influence sur eux, quel pronostic il conviendra de porter ?

Mis à part quelques particularités, le traitement de ces troubles est en somme celui de la chlorose.

La plupart du temps, et cela surtout dans les classes pauvres, il faudra en venir à l'internement. Deux de nos malades ont en effet présenté à diverses reprises une période de surexcitation assez intense, nécessitent une surveillance de tous les instants. Assez rarement pourtant les malades sont dangereuses pour elles-mêmes et pour l'ordre public, comme le voudrait la loi ; mais leur condition sociale ne leur permet pas le plus souvent de subvenir aux frais d'un placement volontaire et encore moins à ceux du traitement dans une maison de santé. Or l'état de ces malades réclame des soins éclairés et un peu spéciaux ainsi qu'une surveillance de tous les instants. En outre, l'internement est pour ces malades le seul moyen de réaliser l'isolement.

Une des premières conditions nécessaires et à peu près indispensable pour combattre ces troubles avec succès est en effet de soustraire la malade à l'entourage de sa famille, de l'isoler. L'isolement, en effet, en l'enlevant de son milieu habituel, fait disparaître bien des circonstances, bien des conditions qui ne sont pas autre chose que des aliments perpétuels à son délire. Il subtitue en outre une vie calme et tranquille à la vie de tous les jours, si différente pour ces malades. Enfin, l'isolement ne peut que renforcer l'autorité du médecin, qui a souvent besoin de tout son prestige pour faire accepter et au besoin même pour imposer le traitement.

L'isolement une fois obtenu, on soumettra la malade à un traitement physique et médicamenteux dont le but est de remonter ses forces, de la reconstituer, en même temps que de combattre la chlorose cause de tout le mal.

Le premier de tous les agents physiques, celui dont l'importance n'est plus à discuter, c'est le repos, et le repos complet, l'alitement. M. Hayem a insisté sur ses bons effets dans toutes les formes de chlorose, même les plus légères ; il est inutile d'autre part, de rappeler le nom des aliénistes qui avec Magnan et Serieux ont placé le repos au lit au premier rang des agents de la thérapeutique mentale. Le repos, en effet, s'oppose à la diminution trop active des globules (les urines sont moins colorées, moins chargées en urobiline), il réduit à leur minimum les dépenses de l'organisme, régularise le mouvement nutritif, ramène le sommeil ou tout au moins le rend réparateur, enfin il fait tomber l'excitabilité nerveuse. Tous ces avantages du repos au lit nous montrent son extrême importance pour le cas qui nous occupe. La durée de l'alitement est variable suivant la marche des troubles. Les trois de nos malades qui ont quitté la Charité guéries sont demeurées au lit durant tout leur séjour dans le service. Il en a été de même pour les deux autres, mais à l'asile, l'alitement n'a pas été maintenu. L'affection avait pris en effet des tendances à la chronicité ; du reste, le repos au lit ne donne guère de résultats appréciables que durant les deux ou trois premiers mois des psychoses aiguës.

Le repos sera non seulement physique, mais encore intellectuel et moral. Les malades seront traitées suivant tous les préceptes de la psychothérapie ; par de bonnes paroles, par des encouragements de toute nature, on s'efforcera de dissiper leur anxiété, de les convaincre de leur guérison prochaine ; en un mot, on mettra tout en œuvre pour soutenir leur intelligeance défaillante. « Depuis que l'homme existe et souffre, a dit le docteur Dumant (de Montenx), le langage de la pitié a été une de ces meilleures assistances et souvent il obtient plus d'adoucissement à ses maux par un coup d'œil, une pression de main, une interjection charitable, que par tous les ingrédients que nous faisons bouillir, concasser, filtrer et moudre ».

Avec le repos, on utilisera encore l'hydrothérapie, sous forme de douches froides, des frictions stimulantes sur tout le corps. Les douches seront prescrites surtout à la fin du traitement et serviront à combattre les accidents relevant de l'hystérie. Quant aux frictions, ce seront des frictions légères à l'alcool, faites le matin au réveil, avec un morceau de flanelle de préférence au gant de crins.

Comme médicament, nous avons employé le fer et nous en avons retiré les meilleurs résultats. Les troubles mentaux de la chlorose résultent surtout soit de la déchéance intellectuelle, soit de l'hystérie ou de la neurasthénie coexistante ; il nous a paru inutile de prescrire l'arsenic. Parmi les sels de fer, le docteur Roux, suivant l'exemple de M. Hayem, donne la préférence au protoxalate de fer. Il le prescrit à la dose de 0 gr. 20 par jour et l'associe en général à un peu de rhubarbe pour éviter la constipation. Il est entendu que l'on ne prescrira le fer que si les malades ne présentent pas de troubles digestifs auquel cas on prescrira d'abord un régime approprié à ces troubles.

Avec le fer, on donnera à la malade des toniques, une alimentation reconstituante ; on lui facilitera les moyens de réparer ses forces et de recouvrer ainsi la raison. Il va sans dire que les troubles gastriques, qui pourront coexister, recevront un traitement approprié et que les reconstituants ne seront prescrits qu'à un estomac capable de les supporter.

Il nous reste maintenant à voir quel pronostic on pourra porter, quelle sera l'influence du traitement sur les troubles. Comme précédemment, nous distinguerons toujours parmi nos malades :

1° Celles où la dégénérescence mentale est très accentuée, où les troubles mentaux après un temps plus ou moins long ne tardent pas à prendre les allures de la mélancolie ;

2° Celles où la dégénérescence est moins accentuée, où les troubles délirants surviennent après une période de surmenage plus ou moins longue et relèvent en général de l'hystérie ou de la neurasthénie.

Pour les premières, le pronostic est très grave, la guérison définitive demeure l'exception. Les malades ont une véritable mélancolie chronique où les idées délirantes sont quelquefois entrecoupées de phénomènes se rapportant à l'hystérie et à la neurasthénie et dont le terme ultime est la démence. Il ne nous a pas été donné d'observer ce terme ultime. Mais les malades qui font le sujet de nos deux premières observations sont à l'asile depuis deux et trois ans. En dépit de tous les moyens thérapeutiques leur état ne s'est pas amélioré et le médecin traitant désespère de pouvoir jamais obtenir leur guérison.

Chez ces malades les indications thérapeutiques, sont celles que nous avons formulées plus haut; moins l'alitement qui ne sera plus maintenu avec la rigueur du début. On se bornera à soutenir la nutrition languissante, on essayera de dissiper l'anxiété des malades : mais les chances de guérison sont en somme bien faibles et c'est par années qu'il faudra compter la durée du traitement.

Chez les secondes, le pronostic est moins grave. Presque toujours, sous l'influence du traitement approprié dont nous avons exposé plus haut les grandes lignes, on ne tarde pas à voir survenir la guérison. Elle survient au bout d'un temps plus ou moins long et elle est en général complète et définitive; et cela surtout si la malade arrive à guérir sa chlorose. Les trois malades que nous avons eu l'occasion d'observer n'ont plus eu de troubles mentaux. La troisième a été reprise d'accidents nerveux, mais relevant nettement de l'hystérie. En somme, chez ces malades, le pronostic est celui de la neurasthénie ou surtout de l'hystérie qui, comme nous l'avons vu, coexistent fréquemment avec la chlorose. Si donc nous guérissons la chlorose, si nous mettons ces malades dans de meilleurs conditions de vie, nous aurons déjà supprimé un facteur important; nous n'aurons plus à combattre que l'hystérie ou la neurasthénie et chez ces malades ces deux névroses existent presque toujours à un état peu avancé. En résumé pour ces dernières, pronostic plutôt favorable, guérison presque certaine.

CONCLUSIONS

I. Il n'y a pas de troubles mentaux de la chlorose, mais seulement des troubles mentaux dans la chlorose.

II. Le tableau clinique est celui de troubles liés à la dégénérescence, quelquefois celui de la mélancolie.

III. Il y a deux facteurs dans l'étiologie des troubles mentaux dans la chlorose :

1° Le facteur dégénérescence mentale qui est au cerveau ce que l'aplasie vasculaire est au système circulatoire. Tous deux reconnaissent une même cause, la déchéance individuelle ;

2° Le facteur cause occasionnelle et en particulier le surmenage et la mauvaise hygiène.

IV. Le pronostic est très grave lorsque le premier facteur est prédominant, infiniment moins lorsque c'est au contraire le second facteur qui prédomine.

V. Le traitement c'est celui de la chlorose, mais le repos acquiert ici une importance beaucoup plus considérable.

INDEX BIBLIOGRAPHIQUE

Trousseau. — Cliniques de l'Hôtel-Dieu.

Dagonet. — Maladies mentales.

Moriez. — La chlorose. Thèse d'agrégation, 1880.

Taty. — Aliénés héréditaires. Thèse de doctorat. Lyon, 1880.

Viallon. — Anémie et mélancolie chez les jeunes filles. Thèse de doctorat. Lyon, 1892.

Gilbert Ballet. — Traité de pathologie mentale.

Gilbert. — *In* Traité de médecine Bouchard-Brissaud. Rapports au Congrès de Moscou, 1897.

Parmentier. — *In* Traité de médecine Brouardel-Gilbert.

Hanot. — Considérations générales sur la chlorose. (Presse médicale, janvier 1894.)

Labbé (M.). — Communication à la Société médicale des hôpitaux de Paris, octobre 1904.

Kéraval. — Médecine mentale.

Weygandt (Roubinowitch). — Psychiâtrie.

Dictionnaire Dechambre, articles chlorose et hystérie.

TABLE DES MATIÈRES

7540 LYON — IMP. SCHNEIDER

www.ingramcontent.com/pod-product-compliance
Ingram Content Group UK Ltd.
Pitfield, Milton Keynes, MK11 3LW, UK
UKHW022330120726
13694UKWH00004B/1560